AF403891

883

Dʳ Maurice HARDOUIN

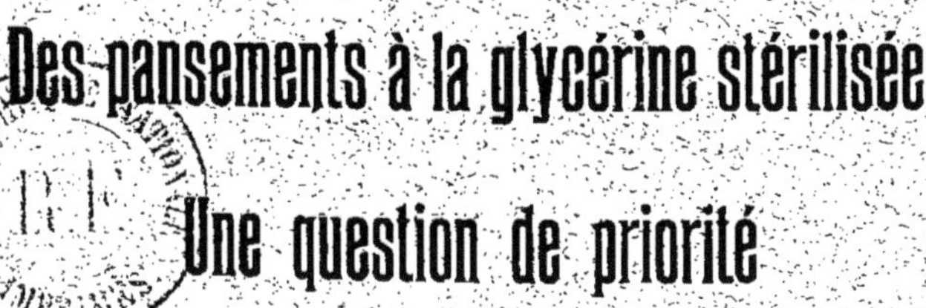

Des pansements à la glycérine stérilisée

Une question de priorité

Extrait du *BULLETIN DE LA SOCIÉTÉ DE MÉDECINE D'ANGERS*
Octobre 1912

ANGERS

G. GRASSIN, IMPRIMEUR-ÉDITEUR

40, rue du Cornet et rue Saint-Laud

1912

8ᵉ T 129 e

178

Des pansements à la glycérine stérilisée
Une question de priorité

BIBLIOTHÈQUE NATIONALE R.F. IMPRIMÉS

MESSIEURS,

En janvier 1911, au cours d'une observation d'appendicite aiguë gangréneuse que je vous présentais, je disais, parlant des pansements consécutifs :

« Ayant été depuis longtemps frappé par la douleur intense
« qu'occasionnent de tels pansements et par le danger qu'il
« y a de voir l'intestin s'échapper de la plaie, repoussé par
« les efforts de défense et les cris arrachés au malade, j'eus
« l'idée pour éviter la douleur à ma petite malade et me
« faciliter la besogne, d'enduire mes compresses de drai-
« nage de glycérine stérilisée.

« Dans mon idée, la glycérine devait empêcher les com-
« presses d'adhérer à la plaie et, la glycérine étant très
« hygroscopique, faciliter le drainage.

« Pendant plusieurs jours, tout va bien ; depuis les pan-
« sements à la glycérine, les selles sont quotidiennes et
« spontanées.

« Les pansements glycérinés sont faits journellement, je
« constate avec plaisir qu'ils sont presque indolores, les
« compresses n'ayant contracté aucune adhérence à la plaie
« et se laissant extraire avec la plus grande facilité.

« La cavité se draine bien.

Puis plus loin :

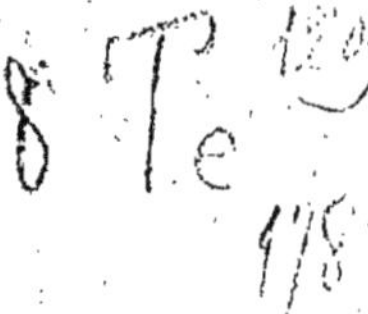

« Le lendemain je fais le premier pansement après avoir
« donné à la petite malade un peu de somnoforme, pour
« lui éviter la douleur d'un pansement très adhérent, faute
« d'avoir glycériné les compresses.

« Je replace les drains et recommence les pansements à
« la glycérine qui seront désormais bi-quotidiens.

Je concluais :

« Les pansements glycérinés que j'ai pour la première
« fois employés sans savoir si d'autres l'ont fait avant moi,
« m'ont donné un résultat encourageant.

« Outre les avantages que j'en attendais, ils m'ont sem-
« blé agir comme laxatif, ce qui n'est pas pour surprendre,
« mais plaide encore en leur faveur. »

Il résulte de ce qui précède que j'avais de suite
reconnu aux pansements glycérinés, quatre qualités domi-
nantes :

1° D'être indolores ;

2° D'assurer un bon drainage des plaies ;

3° De ne pas adhérer aux surfaces cruentées;

4° D'être un peu laxatifs.

Depuis j'ai observé que les chairs sous un pansement
glycériné, tout en conservant mieux que sous un pansement
sec, une couleur vive, de bon augure, ne saignent pas lors-
qu'on enlève le pansement, ce qui diminue d'autant les
chances d'infection sanguine secondaire.

Je n'ai jamais redouté la toxicité de tels pansements,
sachant quelle quantité de glycérine certains diabétiques
absorbent et quelles doses énormes ont été prescrites dans
les coliques hépatiques ou néphrétiques.

Depuis deux ans, je continue seul à employer ma mé-
thode. Cependant, en Allemagne, soit que ma communication ait été lue, soit que la même idée ait germé dans un

cerveau de chirurgien étranger, quelques mois après avoir visité le mien, le pansement glycériné est en faveur.

Écoutez à ce propos l'article du docteur L.-E. Perdrizet, parut le 16 août 1912 dans *La Clinique* :

De l'emploi de la glycérine dans le pansement des plaies suppurées et des abcès. — Avant l'ère antiseptique, la *glycérine* était très en faveur dans le traitement des plaies. Il suffit, du reste, pour s'en rendre facilement compte, de parcourir l'ouvrage de Demarquay, publié en 1854 et intitulé : *De la Glycérine*. On y lit en particulier que Demarquay recommandait déjà chaudement l'utilisation de cette substance pour panser les plaies infectées, *les panaris surtout.*

Mais la découverte de Lister fit rapidement oublier les remarques judicieuces de Demarquay, basées cependant sur des observations multiples et impartiales. On ne voyait plus que par l'antisepsie. L'idéal était de trouver, en dehors de l'acide phénique, bientôt abandonné, l'agent chimique qui ait le pouvoir désinfectant le plus élevé. La glycérine était dès lors rayée de la liste des substances à employer.

Depuis, une réaction nouvelle s'est faite. L'antisepsie a cédé entièrement le pas à l'asepsie. On a reconnu que les substances chimiques « fortement antiseptiques » n'étaient pas toujours sans danger pour les tissus, pour l'organisme lui-même. Et, actuellement, on se préoccupe moins de la désinfection proprement dité des plaies que de l'aide à apporter à la défense de l'organisme contre les germes pathogènes extérieurs.

Les pansements à la glycérine remis à l'ordre du jour par F. Rusca[1] paraissent précisément répondre à cette conception moderne. A l'usage, on leur reconnaîtra, en effet, les propriétés suivantes que nous résumons en ces quelques lignes :

D'abord, il y a une *décongestion* manifeste des tissus recouverts par le pansement glycériné. Ceci provient de ce que la glycérine est *très avide d'eau.* Il se produit pour ainsi dire une aspiration des humeurs baignant les tissus. Il s'ensuit une transsudation abondante qui se fait aux dépens du sang lui-même vers les tissus devenus pauvres en liquide.

A cet égard, Schrader[2] a eu l'occasion de constater, à la

---

[1] F. RUSCA : *Correspondenz-Blatt für schweizer Aerzte*, nº 21, 20 juillet 1911.

[2] SCHRADER : *Deutsche Zeitschrift für Chirurgie*, 1903, LXX.

suite d'injections de glycérine dans la cavité péritonéale, la formation d'un exsudat considérable dont la masse pouvait atteindre jusqu'à 8 p. 100 du poids total du corps.

De même, dans le traitement de la paramétrite par des tampons de glycérine, une forte sécrétion liquide a lieu consécutivement à l'application.

Dans le même ordre d'idées, bien qu'il s'agisse d'une affection différente, Gallois[2] a démontré l'action réelle de la glycérine sur les phlyctènes dues aux brûlures : seule, d'après lui, elle réussirait à les vider avec la plus grande facilité.

Un deuxième avantage qui a son importance est celui de la *propreté des plaies* traitées par la glycérine. Car la glycérine *absorbe* non seulement les *sécrétions*, mais elle *ramollit* et *dissout* encore les *croûtes* et les *tissus nécrotiques*. De la sorte, tout ce qui peut favoriser le développement des microorganismes est écarté; la résorption des produits toxiques prenant naissance dans la plaie s'en trouve également amoindrie.

Il est à remarquer en outre que la glycérine a, malgré tout, un *léger pouvoir antiseptique*, qu'au besoin on peut augmenter par l'adjonction d'autres antiseptiques (borate de soude, acide borique, acide phénique, etc.).

Rusca a fait récemment à ce sujet des expériences comparatives intéressantes : le résultat a été que le pouvoir bactéricide de la glycérine est d'autant plus prononcé que la concentration de ce produit est elle-même plus élevée. Il est plus manifeste à l'égard du *bacterium coli* que du *staphylocoque* (staphylococcus pyogenes aureus). Il suffit de vingt-heures pour obtenir la stérilité d'un mélange d'un bouillon de culture et de glycérine officinale, dans la proportion de 1 à 2, s'il s'agit du bacterium coli; de quarante-huit heures s'il s'agit, au contraire, du staphylocoque. Il convient aussi de mentionner à cette place que la glycérine est constamment utilisée pour stériliser la pulpe vaccinale.

Il est prouvé en dernier ressort que la glycérine *n'est pas toxique*, même à grosses doses. D'ailleurs, elle peut être administrée par la voie interne, sans inconvénient, à doses non moins considérables, jusqu'à 190 grammes par jour.

Le pansement peut occasionner au début une *légère cuisson*, mais cette dernière est très supportable et ne dure pas. Il n'y a pas de douleur à proprement parler. *Un point à noter est que ce pansement ne colle jamais à la plaie.*

[2] Gallois : *Bulletin de Thérapeutique*, 1001, p. 65.

En règle générale, on peut utiliser la glycérine dans presque toutes les plaies infectées par le staphylocoque, le streptocoque ou le bacterium coli, dans les adénites aiguës, dans les phlegmons, les furoncles et les panaris.

Le *mode d'emploi*, tout à fait simple, est le suivant : il consiste, en deux mots, à *imbiber une compresse de glycérine officinale*, d'appliquer ensuite cette compresse directement sur la plaie et de recouvrir le tout d'un tissu hermétique. On change le pansement deux fois par jour.

En ce qui concerne les ulcères de nature tuberculeuse, la glycérine ne paraît avoir aucune influence.

Au total, la glycérine peut être employée avec succès en petite chirurgie courante, sans danger aucun d'intoxication, même après des applications très larges et répétées sur des plaies étendues.

Il résulte de l'article que je viens de vous lire que ma communication fut antérieure de plus de six mois au travail de F. Rusca :

Je fis le 1er pansement glycériné le 18 novembre 1910, ma communication en janvier 1911.

F. Rusca fit son travail seulement le 21 juillet 1911.

J'ai donc tout au moins la priorité de l'idée et de son exécution.

Rusca prôna surtout les pansements glycérinés en petite chirurgie.

Je crois qu'ils sont surtout utiles pour drainer les grandes cavités très douloureuses : laparatomies, mastoïdites trépanées, ostéomyélites, etc.

La qualité dominante du pansement à la glycérine qui, à mon avis, prime toutes les autres et que je veux surtout faire ressortir, c'est la suppression de la douleur des grands pansements.

Avec lui, plus de malades tremblants à l'approche du chirurgien, plus de cris perçants pendant le pansements, plus de faces grimaçantes et terrorisées, plus d'efforts violents et partant, plus de crainte d'éviscération.

Le malade, son entourage, ni le chirurgien, ne redoutent plus le pansement.

Le malade vivant sans souffrance et sans crainte, recouvre plus vite appétit et forces.

Maintenant que ma parole est revenue renforcée de l'apostille d'Outre-Rhin, accordez-lui quelque attention ; elle est d'un ami, heureux s'il lui est donné de vous aider à diminuer la souffrance autour de vous.

Aimablement, *la Clinique* a bien voulu publier dans le numéro 35 du 30 août 1912 la lettre que je lui fis parvenir après lecture de l'article de G.-E. Perdrizet et que voici :

19 août 1912.

Monsieur le Rédacteur en chef de *La Clinique*,

J'ai lu avec intérêt l'article (n° 33 de *La Clinique*) intitulé : *De l'emploi de la glycérine dans le pansement des plaies suppurées et des abcès*, signé L.-E. Perdrizet.

Il y est dit : « Les pansements à la glycérine remis à l'ordre du jour par F. Rusca (21 juillet 1911) ».

Or, en janvier 1911, j'ai présenté à la Société de Médecine d'Angers et publié une observation complète, que je vous communique par le présent courrier, où je faisais nettement ressortir tous les avantages du pansement à la glycérine que j'ai employée stérilisée.

Mes conclusions ne diffèrent en rien de celles de M. F. Rusca, venues six mois plus tard.

Je vous serais reconnaissant, pour me conserver la priorité, de vouloir bien publier dans *La Clinique*, avec leur date, mes remarques sur le pansement glycériné, si vous ne voulez pas publier en entier mon observation.

Agréez, Monsieur le Rédacteur, l'assurance de ma parfaite considération.

Dr M. Hardouin (d'Angers).

Voici la partie de l'article du Dr Hardouin se rapportant à l'emploi de la glycérine dans les pansements ; il s'agissait d'une appendicite aiguë gangreneuse, opérée à chaud, chez une enfant de treize ans (en novembre 1910) :

« Ayant été depuis longtemps frappé par la douleur intense
« qu'occasionnent les pansements et par le danger qu'il y a
« de voir l'intestin s'échapper de la plaie repoussé par les
« efforts de défense et les cris arrachés au malade, j'eus l'idée,
« pour éviter la douleur de ma petite malade et me faciliter
« la besogne, d'enduire mes compresses de drainage de gly-
« cérine stérilisée.

« Dans mon idée, la glycérine devait empêcher les com-
« presses d'adhérer à la plaie et, la glycérine étant très
« hygroscopique, faciliter le drainage.

« Pendant plusieurs jours, tout va bien ; depuis les pan-
« sements à la glycérine, les selles sont quotidiennes et
« spontanées.

« Les pansements glycérinés sont faits journellement, je
« constate avec plaisir qu'ils sont presque indolores, les
« compresses n'ayant contracté aucune adhérence à la plaie
« et se laissant extraire avec la plus grande facilité. La cavité
« se draine bien.

« Les drains en caoutchouc sont supprimés le cinquième
jour. »

Après une phase de rétention qui a nécessité un nouveau
drainage, la petite malade a guéri. Le Dr Hardouin insiste
non seulement sur le fait que les pansements à la glycérine
avaient supprimé la douleur lors de l'extraction des compresses, mais encore sur l'action laxative de la glycérine.

Angers, imp. G. Grassin. — 3067-12

www.ingramcontent.com/pod-product-compliance
Ingram Content Group UK Ltd.
Pitfield, Milton Keynes, MK11 3LW, UK
UKHW020125100726
13658UKWH00005B/2376